ÉTUDE

SUR LES

RÉTRÉCISSEMENTS CICATRICIELS

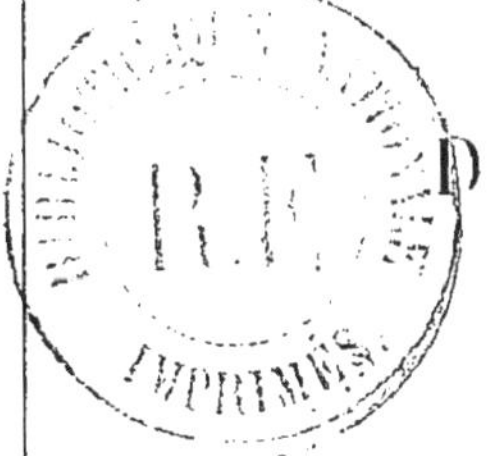

DE L'OESOPHAGE

ET LEUR TRAITEMENT

PAR

Albert—Théodore FREY

Docteur en médecine de la Faculté de Paris et de la Faculté de Strasbourg,
Ancien interne de l'hôpital civil de Strasbourg.

PARIS

A. PARENT, IMPRIMEUR DE LA FACULTÉ DE MÉDECINE

A. DAVY, successeur

52, RUE MADAME ET RUE MONSIEUR-LE-PRINCE, 14

—

1883

ÉTUDE

RÉTRÉCISSEMENTS CICATRICIELS

DE L'ŒSOPHAGE

ET LEUR TRAITEMENT

PAR

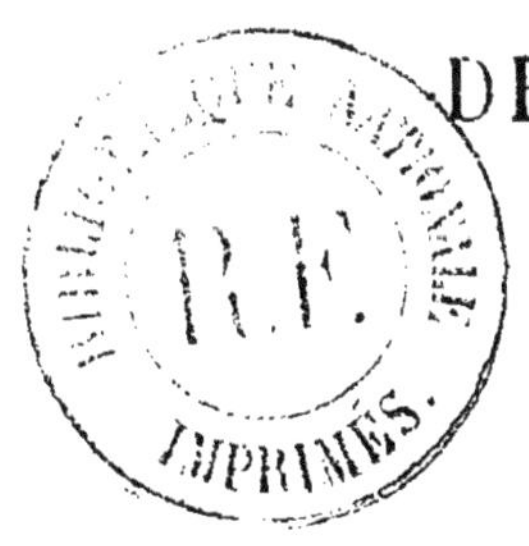

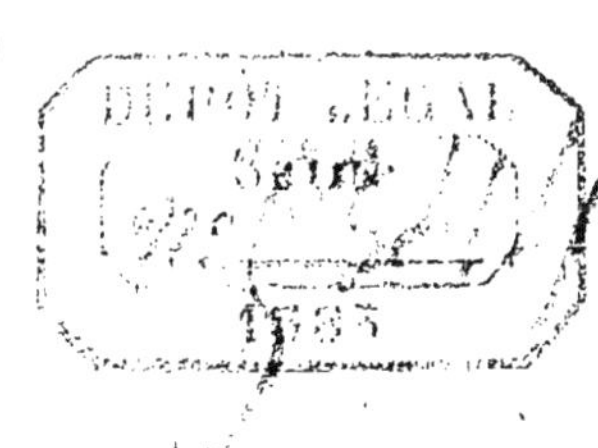

ALBERT-THÉODORE FREY

Docteur en médecine de la Faculté de Paris et de la Faculté de Strasbourg,
Ancien interne de l'hôpital civil de Strasbourg.

PARIS

A. PARENT, IMPRIMEUR DE LA FACULTÉ DE MÉDECINE

A. DAVY, successeur

52, RUE MADAME ET RUE MONSIEUR-LE-PRINCE, 14

1883

ÉTUDE

SUR LES

RETRÉCISSEMENTS CICATRICIELS

DE

L'ŒSOPHAGE

ET LEUR TRAITEMENT

INTRODUCTION.

Les rétrécissements de l'œsophage ont déjà fait l'objet de nombreuses recherches; des savants illustres les ont étudiés, et leurs remarquables travaux ont jeté une vive lumière sur cette question.

Il pourrait sembler téméraire de reprendre un sujet qui paraît avoir été si complètement épuisé, aussi éprouvons-nous tout d'abord le besoin de chercher à justifier ce travail et d'indiquer les motifs qui nous ont poussé à l'entreprendre.

Les recherches de nos devanciers ont élucidé d'une manière très complète l'étiologie, la pathogénie et l'anatomie pathologique des rétrécissements de l'œsophage ; il nous semble donc qu'il serait difficile, dans l'état actuel de la science, de jeter plus de clarté sur cette partie du sujet, et nous pensons qu'une pareille entreprise ne serait pas d'une grande utilité.

Pour ce qui regarde le traitement des rétrécissements œsophagiens, nous croyons au contraire qu'une nouvelle étude ne serait pas déplacée. En effet, parmi les ouvrages qui ont été publiés sur ce sujet, les uns n'offrent qu'un exposé succinct des divers moyens de traitement mis en usage, d'autres ont au contraire pour but d'étudier presqu'exclusivement certains procédés nouveaux. Enfin, depuis assez longtemps, les ressources opératoires dont on dispose n'ont pas été résumées dans un travail d'ensemble, et une nouvelle étude comparative nous paraît d'autant plus à désirer, qu'on a proposé récemment des procédés nouveaux, qui exerceront certainement une influence sur les indications.

Les motifs qui précèdent nous ont fait espérer qu'en exécutant ce modeste travail nous ne ferions pas une œuvre complètement dépourvue d'intérêt ; cependant nous nous rendons compte que nous avons bien imparfaitement réussi à remplir notre tâche ; nous savons que cette étude renferme bien des lacunes, et nous espérons que nos juges voudront bien l'apprécier avec indulgence.

Dans la plupart des ouvrages publiés jusqu'à présent, on a réuni dans une même étude les rétrécissements causés par des néoplasmes, et ceux qui sont dus à des rétractions cicatricielles ou à l'épaississement inflammatoire des parois de l'œsophage. Obligé de nous imposer certaines limites dans ce travail, nous ne nous occuperons que des rétrécissements cicatriciels, et nous ne parlerons des autres modes de coarctation que d'une manière incidente. Nous nous bornerons aussi à étudier plus spécialement ce qui a rapport au traitement, nous contentant d'une description assez rapide de l'affection elle-même, car nous ne pourrions que répéter à ce sujet ce qui a été dit par d'autres bien mieux que nous ne saurions le faire ; nous aurons soin de donner des indications bibliographiques pour faciliter les rechercherches à ceux de nos lecteurs qui pourraient désirer des renseignements plus complets.

Avant d'entrer en matière, nous tenons à remercier notre ancien maître M. E. Bœckel, de Strasbourg, pour les conseils qu'il a bien voulu nous donner, et pour l'obligeance avec laquelle il nous a communiqué les résultats de son expérience personnelle.

Nous prions aussi M. le professeur Trélat d'accepter nos remerciements pour la bienveillance qu'il nous a témoignée et pour l'honneur qu'il nous a fait en acceptant la présidence de cette thèse.

ETIOLOGIE.

Nous entendons par rétrécissement cicatriciel de l'œsophage des diminutions de calibre de ce conduit, consécu-
tives à la formation, dans ses parois, de tissu inodulaire
doué de propriétés rétractiles et provenant de la cicatrisation de pertes de substance.

Le rétrécissement cicatriciel est donc amené par tous les
agents capables de produire une destruction des tissus qui
forment les parois de l'œsophage; parmi les causes qui dé-
terminent ces lésions, nous citerons d'abord, comme étant
la plus fréquente, l'ingestion de liquides caustiques. Ces
derniers sont avalés soit par erreur, soit dans des tentatives de suicide, et ce sont ordinairement des solutions
acides ou alcalines, employées par les artisans ou servant
dans les ménages; celles qu'on trouve mentionnées le plus
souvent sont l'eau seconde ou carbonate de soude impur,
la potasse d'Amérique, l'eau de javelle, l'acide sulfurique,
l'acide nitrique et l'acide chlorhydrique.

Dans un petit nombre de cas, ce sont d'autres substances
qui ont causé les accidents; nous citerons parmi ces dernières: l'acide oxalique, l'acide phénique, l'ammoniaque et
l'alcool.

Les autres causes qui peuvent déterminer le rétrécissement cicatriciel de l'œsophage sont le traumatisme occa-
sionné par la présence de corps étrangers rugueux et cou-
verts d'aspérités, ou par les tentatives faites dans le but de
les extraire, l'action de liquides très chauds, l'œsophagite

phlegmoneuse, les affections tuberculeuses de l'œsophage.

On a cité la syphilis, West, Haller et plus récemment Bryant et Maury ont rapporté des cas où cette maladie paraissait devoir être mise en cause; en Angleterre, la plupart des chirurgiens admettent ce rapport étiologique, en France, Béhier, Nélaton, Follin et beaucoup d'autres auteurs mettent en doute l'existence de rétrécissements de cause syphilitique.

Quant aux autres circonstances étiologiques qui ont été mentionnées, l'angine catarrhale, l'action de liquides trop froids, l'abus des alcooliques et du tabac, nous pensons qu'elles jouent plutôt un rôle dans la formation de ces rétrécissements par épaississement et induration des parois, qui sont la conséquence de l'œsophagite chronique.

ANATOMIE PATHOLOGIQUE.

Les lésions anatomiques résultant de l'ingestion d'un liquide corrosif se présentent sous des aspects variables, selon la période de leur évolution, et selon l'étendue dans laquelle les parois de l'œsophage ont été soumises à l'action de l'agent destructeur.

Les lésions du début consistent, dans les cas légers en une brûlure plus ou moins profonde, avec formation de bulles à la surface de la muqueuse qui est gonflée et hyperémiée par places.

On a rarement l'occasion d'observer ces altérations dans les autopsies, et elles n'offrent du reste pas autant d'intérêt pour nous que celle qui constitue le rétrécissement cicatriciel. Les caractères anatomiques de ce dernier sont au contraire de la plus haute importance en vue du traitement, et nous devons nous y arrêter plus longuement.

Le rétrécissement cicatriciel de l'œsophage est ordinairement formé par un tissu lardacé, dur et coriace, criant sous le scalpel ; à son niveau, les parois de l'œsophage sont ordinairement épaissies et elles ont souvent contracté des adhérences avec les parties qui les entourent.

Dans certains cas le rétrécissement est très étendu, tout l'œsophage peut être transformé en une sorte de cordon fibreux, dans lequel on a peine à découvrir un canal, ce dernier est plus ou moins sinueux, et parfois si étroit que les sondes les plus fines y pénètrent avec difficulté. Nous ignorons s'il y a des cas où tout vestige de canal a disparu, mais une oblitération aussi complète nous paraît devoir être très rare, car il faudrait pour cela que les parois de l'œsophage contractassent une adhérence complète entre elles, ce qui n'est pas le processus par lequel se forment ordinairement les coarctations.

Quand la lésion à été moins étendue, le rétrécissement est limité à un segment plus ou moins grand de l'œsophage, et si les tuniques qui constituaient les parois ont été détruites sur toute la circonférence du conduit, le rétrécissement est annulaire. Le canal alimentaire est, dans ces cas aussi, fréquemment réduit à de simples vestiges, son orifice s'ouvre parfois en un point tout à fait excentrique du rétrécissement, il est même situé quelquefois de 2 ou 3 millimètres au-dessus du point le plus déclive, circonstance qui rend bien compte de la difficulté ou de l'impossibilité du cathétérisme.

Enfin nous avons à parler d'un troisième mode de rétrécissement, qui est amené par des altérations limitées à un point de la circonférence du canal alimentaire. Ici encore on constate la présence de tissu cicatriciel, mais, en se rétractant, ce dernier attire la muqueuse restée saine, et il se forme un rétrécissement valvulaire ou par bride.

Quant au siège des rétrécissements cicatriciels, nous remarquerons d'abord qu'ils peuvent être multiples, et ils sont alors échelonnés sur diverses régions de l'œsophage; ils peuvent se former en un point quelconque de la surface du canal, mais on les trouve le plus souvent au niveau du cartilage cricoïde, des premiers anneaux de la trachée, de la bifurcation des bronches ou dans le voisinage du cardia.

Les rétrécissements de l'œsophage ont pour conséquence des altérations particulières des portions du canal primitivement restées saines. C'est ainsi qu'il se produit, par suite de l'accumulation et du séjour prolongé des aliments au-dessus de la stricture, des dilatations et des diverticules ; parfois aussi il se déclare des inflammations où il se forme des ulcérations de la muqueuse, et il peut en résulter des perforations, des phlegmons périœsophagiens avec toutes leurs conséquences.

Les diverticules siègent ordinairement entre l'œsophage et la colonne vertébrale ; ils peuvent acquérir des dimensions considérables. Ces ectasies se produiraient rarement, d'après Béhier, dans les cas de rétrécissements cicatriciels ; elles seraient au contraire fréquentes dans le rétrécissement cancéreux; mais il nous semble, à en juger d'après les observations que nous avons parcourues, que cette proposition n'est nullement démontrée.

SYMPTOMES.

Dans la description des symptômes du rétrécissement œsophagien il faut établir une distinction entre les phénomènes qui accompagnent l'accident initial, et ceux qui s'observent dans le rétrécissement confirmé.

Les symptômes produits par ce dernier étant essentiellement la conséquence de l'obstacle mécanique apporté à la déglutition, présentent une assez grande uniformité, et ne varient que selon le degré et l'ancienneté de la coarctation. Quant aux symptômes consécutifs à l'accident qui est la cause originelle du rétrécissement, ils varient beaucoup selon la nature de la lésion première. Ainsi, quand cette lésion est produite par un corps étranger, on observe de la douleur en un point limité de l'œsophage et une hémorrhagie plus ou moins abondante; on verra s'établir ensuite une dysphagie d'intensité variable, puis tout rentrera dans un ordre apparent jusqu'au début des symptômes du rétrécissement. Quand les lésions initiales dépendent d'une maladie infectieuse, leurs symptômes se confondent avec ceux de ces maladies; de leur côté les altérations résultant de l'œsophagite phlegmoneuse ou de l'action de liquides très chauds se révèleront sous des traits particuliers.

Nous n'entreprendrons pas la description des symptômes qui caractérisent toutes ces lésions primitives, mais nous ne pouvons nous dispenser de retracer les phénomènes qui suivent l'ingestion de liquides corrosifs, car la grande majorité des rétrécissements cicatriciels de l'œsophage a précisément ces accidents pour origine.

Les symptômes que nous avons à décrire ici varient de nouveau considérablement selon le degré de concentration et la quantité du liquide avalé par le malade. Dans les cas les plus graves la mort survient rapidement, par suite des lésions profondes et étendues de l'œsophage et des organes qui sont en rapport avec lui; nous n'avons pas à nous en occuper. Dans les cas légers, l'ingestion du liquide corrosif est immédiatement suivie d'une sensation de douleurs très vive derrière le sternum et quelquefois à l'épigastre; le pharynx et l'œsophage, soumis à une irritation violente et subite, se contractent, et le malade qui a souvent pris une seule gorgée de liquide la rejette immédiatement.

Dans bien des cas le liquide caustique est rejeté avant même qu'il ait dépassé la partie supérieure de l'œsophage, mais d'autres fois il pénètre plus profondément, et alors le malade est pris de vomissements qui cessent ordinairement bientôt, mais qu'on a vu persister pendant plusieurs jours. Le patient est en général dans une grande anxiété; outre la douleur qu'il ressent il se plaint d'une soif très vive et les matières rendues contiennent souvent un peu de sang ; de plus on constate assez souvent un hoquet fort pénible; mais ce dernier symptôme n'est pas constant, et son absence s'explique, d'après Béhier, par une destruction complète des terminaisons nerveuses formant le point de départ du réflexe. Enfin, dans des cas graves, mais non toujours mortels, on peut observer des hématémèses et des symptômes de collapsus, on a même vu des malades rester sans connaissance pendant plusieurs heures.

A la période orageuse du début succède assez rapidement une phase d'apaisement, les vomissements diminuent de fréquence ou cessent tout à fait, mais le malade rejette par expuition des mucosités quelquefois striées de sang ; la

douleur devient moins intense, elle persiste cependant
sous forme d'une cuisson continue et la soif est toujours ar-
dente. On observe en outre à cette période une grande gêne
de la déglution, et les aliments solides ne peuvent plus être
avalés par suite du gonflement inflammatoire dont la muqueuse est devenue le siège. Enfin, dans les cas où les lésions occupent une étendue assez considérable, ce stade
d'inflammation aiguë se manifeste par un mouvement fé-
brile qui peut atteindre une assez grande intensité, et qui
parfois même s'accompagne de délire. Les symptômes aigus que nous venons de décrire se calment peu à peu, et
cette amélioration marque le début d'une période de réparation dans laquelle les lambeaux de muqueuse nécro-
sés s'éliminent et sont rejetés sous forme de détritus et
de membranes, tandis que la perte de substance tend à se
combler par processus de granulation. Ces eschares sont
parfois très étendues, et, dans un cas mentionné dans la
thèse de Mansnière, la muqueuse de l'œsophage et d'une
partie du pharynx a été rejetée sous forme d'un lambeau
unique.

Parallèlement aux progrès de la réparation des tissus,
les symptômes subjectifs s'amendent, la douleur disparaît
ainsi que la soif, la déglutition devient plus facile, souvent même les aliments solides peuvent être avalés, et le
malade pourrait se croire complètement guéri quand les
symptômes de rétrécissement viennent détruire ses illu-
sions.

C'est en général vers la fin de la deuxième semaine après
l'accident que l'on constate les premiers signes du rétrécissement. Le malade remarque qu'il ne peut plus avaler
aussi facilement, les aliments solides descendent avec peine
quand ils ne sont pas bien mâchés, et, de jour en jour, la

gêne de la déglutition s'accentue. Au bout d'un certain temps les aliments solide ne passent plus du tout, le malade sent que le bol alimentaire est arrêté par un obstacle, il fait des efforts pour l'avaler, mais bientôt toutes les tentatives de déglutition restent inefficaces. Les aliments ingérés s'arrêtent alors au-dessus du rétrécissement, et, sans subir de modifications chimiques notables, ils s'accumulent en ce point, jusqu'à ce que leur présence détermine des contractions de l'œsophage qui ont pour effet de les rejeter au dehors, ce symptôme, qu'on a appelé régurgitation ou vomissement œsophagique, se répète à des intervalles plus ou moins rapprochés, l'œsophage ne peut d'abord garder qu'une petite quantité d'aliments, et les régurgitations sont fréquentes et peu abondantes; plus tard le conduit se dilate, il se forme même quelquefois des diverticules, et alors le vomissement œsophagique est plus rare et plus copieux.

Quand les choses en sont arrivées à ce point la condition du malade est bien lamentable; en proie à une vive inquiétude il renouvelle fréquemment ses tentatives de déglutition, il s'efforce de faciliter le passage du bol alimentaire en exerçant des frictions et des pressions le long de l'œsophage, mais tout finit par devenir inutile et bientôt il se trouve réduit à se nourrir d'aliments liquides.

Cependant le rétrécissement continue à s'accentuer, les liquides eux-mêmes ne passent plus qu'avec difficulté, et, sous l'influence de l'alimentation insuffisante, le malade maigrit et s'affaiblit rapidement; enfin, le rétrécissement finit par devenir complètement infranchissable, et si l'art est impuissant à ouvrir un passage aux aliments, le malade est fatalement condamné à mourir de faim.

COMPLICATIONS.

Les rétrécissements de l'œsophage peuvent se compliquer de perforation des parois, de formation d'abcès ; de plus, ils peuvent entraîner comme conséquence la gangrène et la tuberculose pulmonaires.

Les perforations surviennent, soit quand, sur un point de la paroi, les tissus sont altérés dans toute leur épaisseur, et elles se déclarent alors au moment de la chûte des eschares, soit en conséquence de processus ulcératifs engendrés par l'accumulation des aliments au-dessus de la stricture.

La perforation a lieu assez souvent dans la trachée ; des portions plus ou moins grandes des aliments ingérés entrent alors dans les voies respiratoires, et causent des inflammations qui entraînent presque toujours la mort.

Les abcès siègent dans les parois ou dans le tissu cellulaire péri-œsophagien ; ils peuvent être la conséquence de l'inflammation aiguë dès le début, ou de l'irritation et des ulcérations qui s'observent après l'établissement de la stricture. Ces abcès finissent ordinairement par s'ouvrir dans l'œsophage ou dans des organes voisins, causant des symptômes variables suivant la voie suivie par le pus ; mais souvent aussi on ne les trouve qu'à l'autopsie.

Béhier, dans ses conférences de clinique médicale, signale comme une conséquence possible du rétrécissement de l'œsophage la gangrène pulmonaire, et il attribue son développement à cette déchéance profonde de la nutrition qu'on a appelée inanitiation. Enfin, M. le professeur Peter a attiré l'attention sur la fréquence de la tuberculose pulmonaire dans les rétrécissements de l'œsophage, et il admet aussi que cette maladie se produit sous l'influence de l'inanitiation ; ses opinions ont été développées tout récemment dans la thèse de doctorat de M. Porchaire.

DIAGNOSTIC.

Les symptômes qui dénotent la présence d'un rétrécissement de l'œsophage sont la dysphagie et la diminution de calibre reconnue par le cathétérisme ; mais il ne suffit pas de constater la présence d'un rétrécissement : le diagnostic doit se proposer de déterminer sa nature, son siége, son étendue et son degré.

Abstraction faite des rétrécissements extrinsèques de l'œsophage, nous avons donc à examiner d'abord les caractères distinctifs des rétrécissements cicatriciels, inflammatoires et cancéreux.

La connaissance des antécédents est d'une importance capitale dans le diagnostic de la nature des rétrécissements. Si l'on apprend qu'un malade a quelque temps auparavant avalé un liquide corrosif, on admettra sans hésiter que le rétrécissement constaté est de nature cicatricielle. Il en sera de même s'il y a eu un traumatisme par corps étranger ou si une angine diphtéritique a précédé le développement de la coarctation, et de toute manière, la certitude qu'il n'y a eu aucun de ces accidents primitifs permet d'exclure le rétrécissement cicatriciel.

Si l'on est en présence d'un malade encore jeune, et si les accidents primitifs indiqués plus haut peuvent être

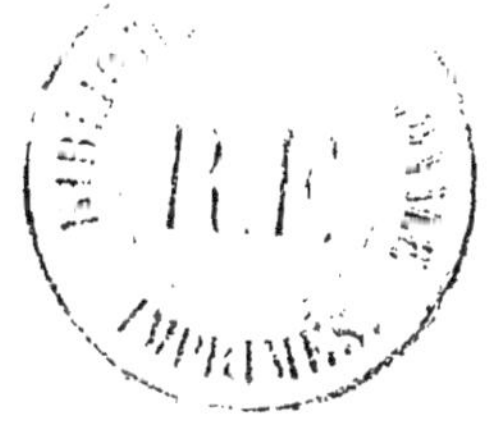

écartés, on concluera qu'il existe un rétrécissement d'origine inflammatoire.

Lorsqu'il s'agit de malades ayant dépassé l'âge mûr, et si on peut exclure le rétrécissement cicatriciel, on est appelé à rechercher si la coarcitation provient d'un cancer ou d'un état inflammatoire chronique.

On admettra le cancer si l'on constate un engorgement des ganglions lymphatiques le long du muscle sterno-mastoïdien et l'état général cachectique des malades atteints de néoplasies cancéreuses, mais le diagnostic sera souvent impossible. En effet, d'après Béhier, l'engorgement des ganglions ne serait constant que pour ceux qui sont situés dans la profondeur, et qui, par conséquent, échappent facilement à la palpation ; d'autre part, la cachexie cancéreuse peut aisément être confondue avec celle qui résulte de l'inanitiation.

En l'absence d'une connaissance suffisante des antécédents du malade le diagnostic offre des difficultés qui sont à peu près insurmontables ; mais un défaut si complet de renseignements est heureusement rare, car les accidents primitifs, à la suite desquels survient le rétrécissement cicatriciel, impressionnent en général vivement ceux qui en sont atteints.

Pour terminer ce qui a rapport au diagnostic de la nature des rétrécissements, nous avons encore à parler de l'œsophagisme et de la syphilis.

L'œsophagisme, ou rétrécissement spasmodique de l'œsophage, se reconnaîtra en général assez facilement, en tenant compte du fait qu'on l'observe le plus souvent chez des personnes atteintes de névroses, telles que l'hystérie ou l'hypochondrie. L'intermittence de la dysphagie

et la variation dans les difficultés du cathétérisme fixeront
complètement le diagnostic.

Quant aux rétrécissements syphilitiques, nous avons
vu au commencement de ce travail que bien des auteurs
ne les admettent pas ; cependant nous partageons l'avis
de Follin, qui recommande d'interroger les malades à cet
égard chaque fois qu'il pourrait y avoir un doute sur la
nature du rétrécissement.

Le diagnostic du siège des rétrécissements, de leur
étendue, de leur degré et de leur nombre ne peut être
fait qu'au moyen du cathétérisme explorateur. On se sert
pour le pratiquer de sondes ou de bougies olivaires en
gomme, et il est nécessaire d'en avoir une série de différents calibres. On introduit d'abord un instrument de diamètre moyen, qui se trouve arrêté à une certaine distance s'il y a rétrécissement ; on marque alors le point où
la sonde est en contact avec les incisives, et après l'avoir
retirée, on mesure la distance qui sépare ce point du bout
interne de la sonde ; on obtient ainsi la notion du siège
du rétrécissement.

Le diamètre de l'instrument le plus volumineux qui
parvienne à franchir la coarcation exprime le degré de
cette dernière ; quant à l'étendue et au nombre des rétrécissements, on les estime d'après les sensations qu'éprou-
vent la main du chirurgien pendant le trajet de la sonde.
L'opérateur choisit un instrument qui puisse franchir le
rétrécissement et il l'introduit dans l'œsophage jusqu'à la
rencontre d'un premier obstacle, il mesure alors la
longueur de la partie externe de la sonde, depuis le
incisives à l'extrémité. Poussant maintenant la sonde
plus avant, le chirurgien cherche à déterminer le
point où la progression de l'instrument devient plus

facile ; les sensations que sa main éprouve lui permettent ordinairement de fixer ce point avec assez
d'exactitude, et il ne lui reste plus qu'à mesurer
de nouveau la portion externe de la sonde et à retran-
cher la seconde valeur obtenue de la première pour
déterminer la longueur du rétrécissement.

S'il existe une seconde coarctation aussi étroite que la
première, le cathétérisme réussira de la même façon à la
constater, à en établir le siège et l'étendue, mais si le second rétrécissement est moins serré que le premier il
passera facilement inaperçu. Enfin, si l'on rencontre un
obstacle infranchissable, on ne pourra naturellement se
faire aucune idée de son étendue et il sera impossible de
déterminer s'il existe un seul retrécissement ou s'il y en a
plusieurs.

La détermination de la limite inférieure d'une coarctation est quelquefois difficile ; on a proposé, pour la rendre
plus aisée, de se servir d'un instrument analogue à celui
que Béniqué a imaginé pour évaluer l'étendue des strictures uréthales. Cet instrument consiste, dans son principe,
en une sonde munie à son extrémité d'un petit sac en
baudruche qu'on peut insuffler après que le rétrécissement a été franchi ; si on retire alors l'instrument, il y a
nécesairement arrêt au niveau de la limite inférieure de
de la coarctation, qui est, de cette manière, exactement
déterminée. Ce procédé n'est que rarement employé
dans la pratique et il ne nous paraît utilisable que pour
des rétrécissements peu étroits.

Nous avons indiqué dans ce qui précède les principaux
éléments du diagnostic des rétrécissements en eux-mêmes,
mais, avant de terminer cette partie de notre travail,
nous devons dire quelques mots du diagnostic de leurs
complications.

On adméttra la présence d'une dilatation ou d'un diverticule quand le malade rejettera, sans qu'il y ait vomissement, des matières alimentaires peu modifiées ; si les régurgitations ont lieu en abondance et à de rares intervalles, l'éctasie sera considérable et vice versâ. S'il existe au cou une tumeur dont le volume diminue après les régurgitations, on aura affaire à un diverticule, mais en l'abscence de ces caractères, le diagnostic entre les diverticules et les dilatations simples ne sera guère possible. L'œsophagoscopie pourrait peut-être ici rendre des services, mais c'est un moyen d'investigation encore peu usité et sur la valeur duquel il est difficile de se prononcer ; nous aurons du reste à y revenir plus tard.

Une perforation de l'œsophage dans la trachée pourrait être reconnue, grâce à un symptôme signalé par Béhier, et qui consiste en l'échappement d'air par l'orifice d'une sonde préalablement introduite. Dans les cas où la perforation a lieu dans d'autres directions, on pourrait quelquefois en soupçonner l'existence ; ainsi l'apparition d'une pleurésie purulente doit faire admettre la vraisemblance d'une perforation dans les plèvres ; cependant le diagnostic devra bien souvent s'arrêter à des probabilités et nous ne pouvons discuter ici toutes les éventualités possible, ce qui nous entraînerait trop loin. Nous ne prenons pas davantage en considération la gangrène et la tuberculose pulmonaires, car leur diagnostic repose sur les symptômes propres à ces maladies elles-mêmes.

PRONOSTIC.

En l'absence de traitement le rétrécissement cicatriciel de l'œsophage finit toujours par devenir infranchissable, et au bout d'un temps assez court la mort survient par suite de l'inanitiation.

L'issue fatale a lieu plus ou moins tôt selon la rapidité avec laquelle le resserrement se produit ; quand la coarctation est devenue complétement infranchissable, le malade succombe au bout de quelques jours, et cette terminaison a lieu souvent peu de semaines après les accidents

Si le malade est soumis à un traitement rationnel avant que le rétrécissement n'ait atteint un degré d'étroitesse extrême, il peut rester en vie et jouir d'une santé parfaite, mais à la condition que la récidive soit prévenue par le cathétérisme renouvelé à des intervalles suffisants.

Enfin, quand le malade ne réclame le secours de l'art qu'à une période où le rétrécissement est devenu infranchissable, on ne peut le sauver qu'au moyen d'opérations qui sont pour la plupart très dangereuses.

Nous voyons donc que, dans les cas les plus favorables, la guérison ne peut être maintenue qu'en persistant indéfiniment à pratiquer le cathétérisme ; aussi l'état de ces malades doit-il être considéré comme une infirmité assez pénible.

Dans tous les autres cas la vie des malades est sérieusement en danger, et nous pensons par conséquent que le pronostic des rétrécissements cicatriciels doit toujours être réservé ; il est d'une gravité considérable dans les cas où la coarctation ne peut être franchie.

TRAITEMENT.

Avant d'aborder l'étude du traitement des rétrécissements de l'œsophage, nous avons à parler des mesures qu'il y a lieu de prendre contre les symptômes aigus, consécutifs à l'injection d'un liquide caustique.

Si l'on voit le malade immédiatement après l'accident, il sera indiqué de prescrire un vomitif dans le cas où on aurait lieu de penser que le poison n'a pas été entièrement rejeté. Ordinairement il y a eu plusieurs vomissements spontanés, en sorte qu'il vaut mieux ne pas en provoquer d'avantage, et on pourra mettre tout de suite en œuvre les autres ressources dont on dispose.

Si c'est un acide qui a été ingéré, on prescrira des boissons alcalines, des solutions de carbonate de potasse, de carbonate de magnésie ou de magnésie calcinée ; si le poison est un liquide alcalin on donnera du vinaigre étendu d'eau.

Enfin, quand il y a lieu de supposer que la substance caustique a pénétré jusque dans l'estomac, il sera toujours utile de faire un lavage de cet organe, en se servant de liquides appropriés à la nature du poison.

Dans les premiers jours qui suivent l'accident, le malade s'abstiendra des aliments solides, et, si les symptômes inflammatoires sont violents, on les combattra au moyen de quelques sangsues placées au cou et d'applications froides.

Le cathétérisme ne doit pas être tenté avant le commencement de la deuxième semaine qui suit l'accident, mais à partir de ce moment, il faut le pratiquer méthodiquement et le mieux est que le malade apprenne à s'introduire lui-même la sonde.

Quand le rétrécissement est formé, le traitement à instituer varie selon que l'obstacle est franchissable ou infranchissable, et dans ce dernier cas, selon le siège qu'il occupe. Les diverses méthodes de traitement qui ont été proposées, et que nous allons étudier dans la suite de ce travail, sont la dilatation, la cautérisation, l'œsophagotomie interne, l'œsophagotomie externe et la gastrostomie. Plusieurs de ces méthodes comprennent des variétés que nous étudierons à la suite de chacune des méthodes générales.

DILATATION.

La méthode de la dilatation, due à Mauchard qui en a le premier formulé les indications, comprend aujourd'hui des procédés assez nombreux; nous aurons à examiner successivement : la dilation brusque, la dilatation permanente et progressive, et enfin la dilatation immédiate et progressive.

Dilatation brusque.

Elle se pratique à l'aide d'instruments qui, introduits dans la partie rétrécie, permettent d'obtenir la dilatation extemporanée de ses parois, en exerçant une pression excentrique d'une grande puissance. Il existe un assez grand nombre de dilatateurs œsophagiens; nous mentionnerons rapidement ceux dont nous avons trouvé la mention dans les ouvrages, ces instruments sont les suivants :

La *sonde de Ducamp*. Sonde ordinaire portant à une certaine distance de son extrémité un renflement en ivoire. Le bout de la sonde qui précède le renflement sert de conducteur, tandis qu'au moyen d'une forte pression on cherche à faire pénétrer le renflement dans la partie rétrécie.

L'*instrument de Bruns*. Nous le mentionnerons à la suite du précédent à cause de l'analogie du principe suivant lequel il agit. La dilatation s'obtient au moyen d'un cône d'ivoire, qui glisse sur une sonde conductrice, et qu'on pousse sur le rétrécissement par l'intermédiaire d'une tige unie au conducteur par un anneau.

Le *dilatateur de Fletcher* (voir fig. dans Follin, thèse d'agrég. Paris, 1853). Cet instrument est une espèce de sonde qui se décompose en trois branches dont on obtient l'écartement au moyen de l'interposition d'un mandrin.

La *pince dilatante à trois branches de Charrière* (voir fig. dans Follin ouvr. cité; dans Gaujot et Spillmann, *Arsenal de la chirurgie contemporaine*, t. II, 1872).

La *sonde dilatatrice parallèle de Schützenberger.*

Le *dilatateur de Broca* (*Bull.* soc. de *chirurg.* Paris, séance du 23 juin 1869). C'est une pince à articulation excentrique, dont les branches s'ouvrent en restant parallèles.

Le *dilatateur œsophagien de Le Fort.* Instrument composé de deux branches, dont l'une porte à son extrémité un bout de sonde en gomme servant de conducteur; les branches s'ouvrent au moyen d'une vis placée au bout externe de l'instrument, et en s'écartant elles restent parallèles (voir fig. dans Malgaigne, *Manuel de chir. opér.*, 8e édition, par L. Le Fort. Paris, 1877).

Le *dilatateur de Collin,* analogue au précédent; un

index permet de contrôler le degré d'écartement des branches (voir fig. dans Malgaigne, ouvr. cité).

Le *dilatateur de Durham*, dont nous n'avons pas trouvé de description.

Le *dilatateur à air d'Arvott*, instrument modifié par Ducamp. La dilatation s'obtient au moyen d'une ampoule élastique qu'on gonfle d'air ou d'eau après l'introduction dans la partie rétrécie.

Le *dilatateur de Richardson;* basé comme les précé-dents sur la pression de l'eau ou de l'air (*Médic. society of London*, 20 octobre 1873).

La dilatation brusque est un procédé violent qui offre de grands dangers car on ne peut suffisamment contrôler la force employée, et on risque de provoquer des déchi-rures étendues de l'œsophage. De plus, les dilatateurs œsophagiens sont pour la plupart des instruments vo-lumineux qui ne pourraient s'engager dans des rétré-cissements un peu serrés.

Les dilatateurs à air et à eau offrent l'avantage de ne pas exposer à des dangers aussi grands, mais ils peuvent être remplacés avantageusement par d'autres procédés.

En résumé, la dilatation brusque n'est plus guère em-ployée de nos jours, et la plupart des chirurgiens con-seillent de n'en faire usage que dans le traitement des rétrécissements spasmodiques.

Dilatation permanente et progressive.

Dans cette méthode on introduit jusqu'au delà du rétré-cissement des instruments de volume tel qu'ils pénètrent sans grand effort ; on les laisse à demeure, et on ne les retire que pour les remplacer par d'autres d'un diamètre plus considérable.

Mauchard employait, pour faire la dilatation permanente, des boules d'ivoire de différents calibres, fixées à des tiges de baleine ; plus tard, on a aussi fait usage des sondes œsophagiennes en gomme. Cependant les malades étaient considérablement gênés par la présence continuelle de ces tiges rigides leur sortant par la bouche, aussi les opérateurs cherchèrent-ils à atténuer cet inconvénient.

Jameson se servit d'une boule d'ivoire fixée à üne tige d'acier, mince et flexible ; cette boule était percée d'un trou qui permettait de la glisser sur un conducteur qu'on introduisait d'abord.

Switzer proposa un instrument composé d'une boule d'ivoire creusée d'une sorte de mortaise. Un long fil était attaché à cette boule qu'on portait sur le rétrécissement au moyen d'une tige de baleine introduite dans la mortaise. Cette tige était retirée immédiatement et le fil servait à sortir la boule d'ivoire au bout d'un temps plus ou moins long.

Boyer se servit de sondes œsophagiennes en gomme, mais après l'introduction il faisait sortir l'extrémité de l'instrument d'arrière en avant par une des narines ; ce résultat était obtenu en attirant le bout de la sonde par un fil, préalablement passé à travers la narine au moyen de la sonde de Bellocq.

La dilatation permanente et progressive est rarement mise en usage de nos jours ; elle est gênante et désagréable pour les malades, elle peut déterminer des inflammations et des ulcérations par suite du contact permanent des instruments avec les parois de l'œsophage, et elle est en somme bien inférieure aux méthodes que nous avons encore à signaler.

Dilatation temporaire et progressive.

La méthode consiste dans l'introduction temporaire, à intervalles réguliers, d'instruments qui forment une série dont le calibre augmente graduellement; l'introduction doit se faire sans aucune violence, on commence par des instruments proportionnés à l'étroitesse du rétrécissement, et on passe graduellement à ceux dont le diamètre est plus grand.

On a employé d'abord, pour exécuter cette méthode, des boules et des olives en ivoire, de volume croissant, qu'on pouvait visser au bout d'une tige de baleine.

Bretonneau, Trousseau, Gendron se servaient dans le même but d'éponges attachées également à une tige de baleine; ils introduisaient l'éponge et exécutaient plusieurs mouvements de va-et-vient à travers le rétrécissement; dans les séances suivantes la même manœuvre était répétée avec des éponges de volume croissant. Dans le but d'éviter des cathétérismes trop fréquents, Velpeau employait une sonde, sur laquelle étaient échelonnés des renflements sphériques, dont le calibre allait en augmentant à mesure qu'il se rapprochaient de la portion externe.

La dilatation temporaire et progressive a été élevée au rang d'une véritable méthode par Bouchard, et les règles établies par cet auteur sont exposées dans la thèse de doctorat de M. Lesbini. La dilatation s'obtient, dans le procédé de Bouchard, au moyen d'une série de bougies cylindro-coniques en gomme. Ces instruments doivent être introduits sans aucune violence et on les laisse en place 5 ou 8 minutes au plus; les séances de cathétérisme sont répétées une ou deux fois par jour [au commencement, et on les espace de plus en plus à mesure que la dilatation s'opère. Quand on a réussi à passer une sonde de moyen calibre, on ne pratique plus de cathétérisme que tous les huit ou dix jours, mais le porteur du rétrécissement doit se faire introduire des sondes toute sa vie.

Quand le rétrécissement est très serré les bougies très fines auxquelles il faut alors recourir se replient facilement sur elles-mêmes ; Bouchard recommande d'employer, dans ces cas, des sondes dans lesquelles on introduit de la grenaille de plomb ; on obtient ainsi une rigidité plus grande de l'instrument, et une augmentation de poids qui facilite sa descente.

M. le professeur Richet a fait construire des bougies œsophagiennes plombées, basées sur les mêmes principes que les sondes à grenaille de Bouchard. Ces sondes, de divers calibres, sont lestées à l'intérieur avec du plomb ; elles se terminent en bas par une olive et leur autre extrémité est vissée à un mandrin terminé par un anneau.

Une autre modification des instruments servant à la dilatation temporaire et progressive a été proposée par M. Chassagny, de Lyon. Cette expérimentateur pense que les boules arrondies et rigides ont l'inconvénient de comprimer le larynx et la trachée, et qu'il en résulte parfois de la douleur et des efforts de vomissement. Pour obvier à ce défaut, M. Chassagny a fait construire des olives aplaties et flexibles ; il existe quatre numéros de ces olives : le n° 1 a cinq centimètres de circonférence, le n° 2 six centimètres, le n° 3 sept centimètres, et le n° 4 huit centimètres ; cette dernière olive a un grand diamètre tranverse de 33 millimètres et un petit diamètre antéro-postérieur de 14 millimètres.

La dilatation temporaire et progressive est applicable à la plupart des rétrécissements cicatriciels, pourvu qu'ils soient franchissables ; cette méthode a l'avantage de ne pas être très pénible et de ne pas exposer à des dangers sérieux, aussi est-elle très souvent employée actuellement.

Chez les adultes on se sert presque généralement de bougies œsophagiennes cylindro-coniques ou à extrémités olivaire ; les premières sont quelquefois préférables aux secondes, parceque ces dernières ont plus de tendance à se replier sur elles-mêmes vers le col de l'olive.

Parmi les autres instruments que nous avons cités, celui de M. le professeur Richet nous paraît devoir faciliter les manœuvres du cathétérisme ; nous savons qu'il est employé souvent, mais nous n'avons malheureusement pas eu l'occasion d'en faire usage. Quant aux olives aplaties de M. Chassagny, elles n'ont pas été expérimentées suffisamment pour que nous puissions formuler une appréciation sur leur compte ; ces olives nous paraissent cependant bien volumineuses, et nous croyons que l'auteur les a plutôt construites en vue du traitement de l'œsophagisme que du rétrécissement cicatriciel.

Chez des enfants de trois ou quatre ans il est plus commode de se servir, au lieu de sondes œsophagiennes, de bougies et de sondes uréthrales ; elles sont d'une longueur suffisante et leur maniement est plus facile. Le cathétérisme rencontre souvent de grandes difficultés parceque les enfants se débattent, et il est quelquefois impossible de le pratiquer autrement que dans la narcose et en se servant de l'ouvre-bouche de Withehead.

Chez les adultes on observe aussi quelquefois une sensibilité exagérée qui rend l'introduction des sondes très difficile ; il est rare cependant que l'anesthésie chloroformique soit nécessaire, et dans ces cas, le bromure de potassium, administré pendant quelques jours, permettra d'obtenir une tolérance suffisante.

Dilatation immédiate et progressive.

On avait essayé autrefois d'obtenir une dilatation plus rapide des rétrécissements de l'œsophage par le cathétérisme forcé ; mais ce procédé fut bientôt abandonné, à cause du danger qu'on courait de créer des fausses routes, et d'amener ainsi de graves accidents.

M. le professeur Verneuil a pratiqué, dans le but de prévenir les fausses routes, le cathétérisme sur conducteur. Pour exécuter ce procédé on franchit d'abord le rétrécissement avec une très petite bougie ; cette tige joue le rôle de conducteur, et en glissant sur elle des sondes plus volumineuses on évite le danger de créer des voies artificielles. Cette méthode permet de passer, dans la même séance, plusieurs sondes de volume croissant, ce qui constitue déjà une dilatation immédiate et progressive.

M. le professeur Le Fort a appliqué au traitement des rétrécissements de l'œsophage, le procédé de dilatation qu'il a créé pour les strictures de l'urèthre ; M. le docteur Jouin, qui a contribué à la découverte de cette nouvelle application de la méthode de Le Fort, en a exposé les règles dans sa récente thèse de doctorat. Les instruments dont se sert M. Le Fort sont de tous points semblables, sauf les dimensions, à son dilatateur uréthral ; ils consistent en une fine bougie conductrice qui s'unit, au moyen d'un pas de vis, à des cathéters coniques dont le diamètre à la pointe est celui du conducteur.

Jouin s'est servi, dans ses expériences, d'une bougie

conductrice n° 7 (filière Charrière), puis de sondes dilata-
trices de trois numéros ; le n° 1 correspond au n° 22 de la
filière Charrière ; le n° 2 au n° 29, et le n° 3 au n° 50 de la
même filière.

Jouin a employé ce mode de traitement dans trois cas
de rétrécissement de l'œsophage ; dans l'espace de 5 mi-
minutes il faisait passer les trois dilatateurs, mais il recommande de ne pas procéder brutalement, et d'agir avec une
certaine lenteur si la dilatation paraît nécessiter trop de
force.

Nous pensons que la méthode recommandée par M. le
docteur Jouin est encore trop récente pour être exactement appréciée ; elle nous paraît de nature à rendre de
grands services, surtout dans les cas où il est urgent de
nourrir le malade le plus tôt possible, mais nous croyons
cependant qu'elle ne sera pas applicable à tous les genres
de coarctations cicatricielles. Jouin considère la dilatation
immédiate et progressive comme supérieure à l'œsophagotomie et surtout à la gastrostomie ; nous partageons
entièrement cette opinion, et nous admettons la supério-
rité de cette méthode quand elle est possible, mais il
existe des strictures qui ne se laissent pas dilater, il en est
aussi qu'on ne saurait franchir [même avec les bougies
conductrices les plus fines, et dans des cas semblables, il
faudra nécessairement recourir à d'autres moyens de traitement.

Nous avons terminé l'exposé des différents procédés de
dilatation, mais nous devons encore nous demander quel
est le mode d'action de cette méthode. La dilatation a
d'abord pour effet de combattre l'élément spasmodique
qui existe dans presque tous les rétrécissements. Au début
du processus de cicatrisation, elle favorise la résorption

des liquides plastiques, et prévient ainsi la formation
surabondante de tissu cicatriciel. Quand la cicatrice est
formée, la dilatation lui conserve une certaine souplesse
et empêche la rétraction.

Le rôle de la dilatation est-il simplement mécanique ou
est-il basé sur une modification de tissu? C'est ce qu'il est
difficile de savoir. Aucun des procédés ne permet d'arriver à un résultat durable, et quand la dilatation est obtenue, il faut continuer indéfiniment à pratiquer le cathétérisme, sous peine de voir la coarctation se resserrer de
nouveau. On peut donc admettre que les tissus ne se mo-
difient que d'une manière transitive ; la cicatrice peut bien
acquérir temporairement une succulence, et, par suite,
une souplesse plus grande, mais le tissu reste le même et
conserve toutes ses propriétés rétractiles.

CAUTÉRISATION.

Cette méthode de traitement, imaginée en Angleterre
par Everard Home, n'a jamais compté beaucoup do parti-
sans en France; Mondière, Trousseau et Bretonneau l'ont
employée, mais elle a surtout été préconisée par Gendron.
Cet auteur employait la cautérisation même dans les cas de
rétrécissements infranchissables. Quand la coarctation siégeait à la partie supérieure de l'œsophage, il cautérisait au
moyen d'une éponge fixée à un cathéter et trempée dans
une solution caustique, ou saupoudrée d'alun ou de nitrate
d'argent; d'autres fois il se servait d'un crayon de nitrate
d'argent scellé en saillie dans une sonde en gomme élastique. Quand l'obstacle était plus éloigné le caustique y
était conduit dans une gaîne dont il ne sortait qu'au point
même à cautériser.

Gendron se proposait de détruire de cette manière les tissus coarctés, il répétait les cautérisations deux, trois ou même quatre fois à chaque séance, et il cite un cas où il fit 45 cautérisation en 15 séances différentes.

Les chirurgiens qui ont pratiqué cette méthode après Gendron ne procédérent pas aussi énergiquement; ils se proposaient plutôt de modifier les tissus que d'ouvrir une voie par la destruction des brides et des cicatrices, mais les progrès réalisés dans les méthodes de dilatation ont fait rejeter complètement la cautérisation. On la considère avec raison comme un procédé dangereux, car il est impossible de limiter exactement les effets du caustique, et on s'expose ainsi à léser les organes voisins, ou à produire des pertes de substance, qui augmenteront plus tard la rétractilité des tissus.

ÉLECTROLYSE.

Quoique cette méthode soit tout à fait récente, nous la signalons à la suite de la cautérisation dont on peut la rapprocher à certains égards.

L'idée d'appliquer l'électrolyse au traitement des rétrécissements de l'œsophage se trouve déjà émise dans l'Arsenal de la chirurgie contemporaine de Gaujot et Spillmann, mais ce procédé a été employé pour la première fois par M. le docteur Eug. Bœckel, de Strasbourg, et ce chirurgien a publié dans ces derniers temps les résultats qu'il en a obtenus.

Dans un premier cas il s'agissait d'un homme âgé de 41 ans, atteint de rétrécissement de l'œsophage par suite d'ingestion de soude caustique. Le malade fut admis dans le service de M. Bœckel au mois de mars 1876, et dès ce moment la stricture, qui siégeait au cardia, ne put être franchie même par les bougies les plus fines. M. Bœckel eut l'idée d'essayer l'électrolyse, qu'il avait employé autrefois pour diminuer une chéloïde cicatricielle ; il fit préparer une sonde œsophagienne, traversée par un gros fil de cuivre recuit et portant à son extrémité un petit cône mousse du même métal. Ce rhéophore, appliqué contre le rétrécissement, fut mis en communication avec le pôle négatif d'une pile à courant continu, et le pôle positif fut placé à gauche de la colonne vertébrale, au niveau de la huitième ou neuvième côte.

On fit environ dix séances d'électrolyse, de deux minutes chacune, et le malade ne se plaignit d'aucune douleur ; cependant il toussa et cracha beaucoup à la suite des premières séances, et dans les dernières la peau rougit fortement au point d'application de l'électrode positive ; en même temps le passage du courant devint pénible. Dès la troisième séance le rétrécissement peut être franchi par une bougie n° 13 de la filière Charrière ; à partir de ce moment la dilatation fut assez rapidement obtenue et on finit par arriver au n° 24, qu'on ne put pas dépasser. Le 19 novembre 1882, sept ans après l'accident, on eut l'occasion d'examiner de nouveau le malade, et on parvint à franchir le rétrécissement avec une bougie n° 29, quoique le patient n'eut pas été sondé depuis deux mois.

Le second cas cité par M. Bœckel n'offre pas moins d'intérêt et nous en reproduisons l'observation *in extenso* eu égard à la nouveauté du sujet :

Jean X., âgé de 2 ans 1/2, d'une bonne famille du département des Vosges, s'empara d'un vase contenant de la potasse caustique, que des peintres avaient abandonné dans l'appartement et en but une gorgée au commencement d'août 1882. La douleur fut atroce, surtout derrière le haut du sternum ; les vomissements continuèrent plusieurs jours ; un médecin prescrivit un traitement émollient et, au bout de quelque temps, quand l'enfant avala de plus en plus mal, il essaya de le sonder, mais sans succès.

Dans le courant de septembre, on amena le petit malade à Strasbourg, et je le vis vers la fin du mois. Il était devenu très maigre et très pâle et ne pouvait plus se tenir sur ses jambes. L'impossibilité d'avaler était absolue le matin après le sommeil ; vers midi, après de nombreuses tentatives suivies de régurgitation, quelques gorgées de liquide finissaient par franchir le cardia, mais n'empêchaient pas le petit malade d'être tourmenté d'une faim et d'une soif continuelles. On avait essayé de le soutenir avec des lavements de peptone, mais il en résultait des selles fétides.

En essayant de sonder l'enfant avec des bougies olivaires, je suis d'abord arrêté par un diverticule à l'entrée du thorax, là où il avait ressenti la principale douleur au début. Après quelques tâtonnements, je franchis cet obstacle, mais je suis de nouveau arrêté au cardia, que les bougies les plus fines n'arrivent pas à traverser.

Pendant plusieurs jours je varie mes essais de cathétérisme, sans autre résultat. Disons, une fois pour toutes, que je me sers de bougies uréthrales, qui sont bien assez longues chez un sujet de cet âge et que l'enfant est chaque fois soumis à une légère anesthésie chloroformique, l'ouvre-bouche de Withehead lui maintenant les mâchoires écartées. Quand on essaye de le sonder éveillé, il s'agite et se débat tellement qu'il use le peu de forces qui lui restent. Cependant, au commencement d'octobre, la situation devient critique, le petit Jean dépérit visiblement de jour en jour et il n'est plus permis de temporiser. Je me rappelle le succès obtenu dans un autre cas par l'électrolyse et je fais disposer une sonde en conséquence. Le pôle négatif est adapté à l'électrode œsophagien, le pôle positif appliqué à gauche de la colonne vertébrale. Six et puis huit éléments d'une pile à courant continu de Redslob sont mis en communication avec les conducteurs. Nous nous sommes assurés préalablement que ce courant dé compose d'une façon marquée l'eau salée.

Le 6 octobre, première séance d'électrolyse d'une durée de quatre minutes, avec six éléments. Immédiatement je parviens à traverser le cardia avec une bougie n° 6.

Le 7 octobre, nouvelle séance d'électrolyse de cinq minutes, avec huit éléments. Les bougies n°ˢ 8 et 10 passent. L'enfant avale beaucoup mieux et n'a plus que rarement des régurgitations.

Du 8 au 10 octobre, on pratique tous les jours la dilatation avec anesthésie sans électrolyse, et l'on arrive jusqu'au n° 14. La dernière bougie reste chaque fois 15 à 20 minutes en place.

A partir du 15 octobre, on n'introduit des bougies que tous les deux jours, parce que l'enfant est atteint de bronchite. Le 18 octobre, au matin, il expulse tout à coup, au milieu d'un accès de toux, une cuillerée de pus fétide, qui provient probablement d'un ganglion bronchique suppuré. Pendant huit jours, il continue à rendre du pus fétide, mais de moins en moins. Pendant ce temps on a suspendu entièrement le cathétérisme parce qu'on suppose qu'il n'est pas étranger à la suppuration ganglionnaire. Mais bientôt les difficultés de déglutition reviennent comme aux premiers jours, l'enfant dépérit, et, quand on veut reprendre l'introduction des bougies, on est arrêté au rétrécissement supérieur. Ce n'est qu'après plusieurs jours qu'un n° 9 arrive de nouveau dans l'estomac. A partir du 28 octobre on reprend la dilatation quotidienne avec anesthésie. Le 9 novembre, on est arrivé jusqu'au n° 13 ; l'enfant avale de nouveau les liquides et les bouillies minces, sans régurgitation ; aussi a-t-il gagné un kilogramme en poids dans les derniers huit jours et peut-il se promener par la chambre.

Pour avancer on fait une séance d'électrolyse de quatre minutes et immédiatement après le n° 14 franchit le rétrécissement.

Pendant le reste du mois de novembre on applique encore deux fois l'électrolyse et l'on arrive à introduire à deux ou trois reprises le n° 15, mais ce résultat ne se maintient pas encore régulièrement.

A la fin de décembre on a progressé jusqu'au n° 17, sans nouvelle séance électrique.

Ici s'arrête l'observation, mais nous avons appris, grâce à une communication écrite due à l'obligeance de M. Bœckel, que le malade a été ramené dans son pays au commencement du mois de mai dernier. Il est devenu gros et fort, mange de tout, mais la viande doit être coupée fin ; son père a appris à lui passer les bougies œsophagiennes et lui introduit quatre ou cinq fois par semaine une bougie n° 23.

Quant au mode d'action de l'électrolyse, nous ne saurions mieux faire que de reproduire ce que dit à cet égard le promoteur de la méthode :

« D'après ce que j'ai vu sur une cicatrice externe, écrit M. Bœckel, je dirai que l'électrolyse congestionne le tissu cicatriciel, qu'elle le rend plus succulent et par là plus mou et plus perméable aux bougies. Il y a probablement aussi une cautérisation plus ou moins superficielle, selon la tension et la durée du courant.

Je crois peu à l'électrolyse pure, elle s'accompagne toujours de galvanocaustie chimique, c'est-à-dire d'une cautérisation produite par les acides développés au pôle positif ou par les alcalis au pôle négatif. Jusqu'à nouvel ordre, je conseillerai de mettre ce dernier en rapport avec le rhéophore œsophagien, parce que les eschares produites par les alcalis passent pour plus molles que celles causées par les acides. D'ailleurs, on devra réduire cette cautérisation au minimum, en employant de préférence un courant faible et prolongé, car je ne suis pas éloigné de croire que la suppuration ganglionnaire survenue chez mon second petit malade, après la deuxième séance d'électrolyse, était due à une cautérisation trop accentuée. Aussi ai-je appliqué l'électrolyse un peu timidement plus tard, mais aussi les progrès de la dilatation ont-ils été très lents. Cependant, si l'état d'inanition du sujet réclamait une action rapide, je ne craindrais pas de cautériser franchement le rétrécissement au moyen du courant continu. »

Nous ne pouvons présenter, au sujet du mode d'action de l'électrolyse, une théorie qui dtffère de celle donnée par M. Bœckel ; nous remarquerons seulement qu'elle concorde avec les idées émises par Mallez et Tripier, à propos de l'électrolyse appliquée à la cure des strictures uréthrales. Ces auteurs ont insisté sur la mollesse et le peu de rétractibilité de la cicatrice obtenue par la galvanocaustique chimique, en particulier de celle qui est produite par le contact du pôle négatif.

Quel jugement faut-il porter sur l'électrolyse appliquée

au traitement des coarctations cicatricielles de l'œsophage? M. Bœckel pense qu'on peut affirmer qu'elle a
sauvé la vie de son second malade; nous le croyons aussi,
mais une éxpérience plus étendue pourra seule montrer
s'il est permis de compter toujours sur une influence aussi
heureuse. Pratiquée avec suffisamment de prudence, l'é-
lectrolyse n'est du reste pas un procédé dangereux. Quand
même la cautérisation serait assez intense, les risques
nous semblent devoir être moins grands qu'avec les caustiques ordinaires, car l'action du courant est plus susceptible
d'être dirigée et ses limites sont moins incertaines. Nous
croyons donc que ce procédé mérite de faire l'objet de
nouvelles expérimentations, et qu'il faut en tout cas essayer ce moyen avant de procéder à des opérations
graves.

ŒSOPHAGOTOMIE INTERNE.

L'analogie entre les rétrécissements de l'urèthre et les
rétrécissements œsophagiens a fait naître l'idée qu'on
pourrait traiter ces derniers par des scarifications, au
moyen d'instruments analogues aux uréthrotomes.

C'est Maisonneuve qui proposa et pratiqua le premier
l'œsophagotomie interne, mais peu de temps après cet
auteur, et sans avoir connaissance de son invention, Lanelongue, de Bordeaux, eut une inspiration semblable.

Les instruments servant à pratiquer l'opération, appe-
lés œsophagotomes, sont assez nombreux; nous citerons
les suivants :

L'œsophagotome de Maisonneuve, analogue à l'uré-
throtome du même auteur; il s'en distingue en ce qu'il
possède deux lames triangulaires de 12 millimètres de

diamètre, placées latéralement; comme dans le scarifica-
teur uréthral, ces lames sont tranchantes dans leur tiers
antérieur seulement et leur angle saillant est mousse.
(Voir fig. dans Gaujot et Spillmann, Arsenal de la chirurgie contemporaine, vol. II, 1872).

L'œsophagotome de Lanelongue est analogue à l'uré-
throtome de Sédillot, il n'a qu'une seule lame, située latéralement; elle est cachée dans une gaîne dont on ne la
fait sortir qu'au moment d'inciser le rétrécissement, sa
saillie maximum est de 15 millimètres.

L'instrument de Reybard porte une lame terminale en
fer de lance et à double tranchant, elle est cachée dans
une gaîne de forme semblable, terminée par une sonde
conductrice; on fait proéminer la lame au moment où on
est arrivé sur la partie coarctée, et comme elle dépasse la
gaîne des deux côtés, on obtient deux incisions opposées.
(Voir fig. dans Gaujot et Spillmann, ouvr. cité).

L'œsophagotome de Dolbeau, sonde terminée par une
olive de 6 millimètres de diamètre, où se trouvent cachées
deux petites lames qui sortent sur les côtés quand on
commence à retirer l'olive après qu'elle a franchi le rétrécissement; le développement de ces lames est borné à celui de l'olive, c'est-à-dire à 6 millimètres,

L'œsophagotome de Trélat porte à sa partie terminale
un conducteur précédé d'un renflement olivaire; le conducteur renferme deux lames qui peuvent s'écarter de 20
millimètres; leur développement est obtenu par une vis
située au bout externe de l'instrument, et un petit curseur
indique leur degré d'écartement. (Voir fig. B. dans Malgaigne, Méd. opér., ouvr. cité).

L'œsophagotome de Morell Mackenzie est une sonde
terminée par une sorte de gaîne qui renferme une petite

lame tranchante, la saillie de la lame est obtenue en exerçant une pression sur un bouton situé à la partie externe
de l'instrument.

Enfin, nous avons à mentionner l'œsophagtome de
M. le Dr Schiltz, de Cologne, mais nous n'avons trouvé
aucune description de son instrument ; nous sommes dans
la même ignorance au sujet des instruments employés
par Sédillot, cet auteur dit, dans la 4e édition de sa Médecine opératoire, qu'il a souvent pratiqué l'œsophagotomie interne, mais il n'entre dans aucun détail sur sa manière de procéder.

Les instruments de Maisonneuve, de Lanelongue et de
Reybard divisent le rétrécissement d'avant en arrière ;
nous croyons, avec la plupart des auteurs, que la section
d'arrière en avant offre plus de sécurité, mais elle n'est
pas possible dans les coarctations très serrées, vu le diamètre assez considérable des instruments dont on dispose.

Parmi les œsophagotomes cités plus haut, celui de M.
Trélat nous paraît mériter la préférence, car il opère la
section d'arrière en avant, et il permet de varier l'écartement des lames et de le contrôler grâce au curseur.

Les principaux dangers de l'œsophagotomie interne
sont l'hémorrhagie et le phlegmon péri-œsophagien qui
peut en être la suite. L'hémorrhagie pourrait avoir lieu
par suite d'une lésion de l'aorte, mais on évitera le danger en suivant le conseil de Sédillot, qui recommande
d'exécuter les débridements directement en avant ou en
arrière et plutôt à droite qu'à gauche. M. le professeur
Trélat a émis l'opinion que l'hémorrhagie ne se produit
que par les plaies de la muqueuse saine et non par celles
du tissu cicatriciel. Or, dans certains cas où la cicatrice
occupe seulement un des côtés de l'œsophage, les instru-

ment à double tranchant produiront toujours une plaie du côté sain. M. Trélat pense qu'il y aurait lieu, dans ces circonstances, d'inciser uniquement la cicatrice, après avoir déterminé le côté où elle siège au moyen d'un explorateur à boule hémisphérique. Nous ignorons si ce conseil a jamais été mis à exécution, nous en reconnaissons toute l'excellence, mais il nous semble que la détermination du côté où siège la cicatrice doit être assez difficile, surtout dans les cas où il y a rétrécissement valvulaire par attraction de la muqueuse saine.

Le phlegmon péri-œsophagien, qui constitue la seconde complication grave de l'œsophagotomie interne, ne survient pas très fréquemment à en juger d'après les observations publiées. Cependant il nous semble prudent d'éviter que les incisions ne dépassent les limites du tissu cicatriciel, et d'opérer, par conséquent, avec un écartement des lames aussi modéré que possible. En outre, il est à conseiller de nourrir les malades au moyen de la sonde pendant les premiers jours qui suivent l'opération. Cette précaution a pour but de prévenir le contact des matières alimentaires avec la plaie; elle s'impose du reste, quelquefois, car la déglutition n'est pas toujours possible après la scarification du rétrécissement. En effet, les parois de ce dernier sont parfois si épaisses et si rigides que les lèvres de l'incision ne s'écartent pas devant le bol alimentaire, et que la dysphagie persiste jusqu'à ce que la dilatation ait rétabli le passage.

Jusqu'à présent on ne connaît qu'un seul cas de mort par hémorrhagie ; c'est l'opéré de M. Schiltz qui a succombé à cet accident et l'observation est citée dans le travail de Mackenzie que nous citons plus loin. M. le professeur Trélat a aussi observé une hémorrhagie assez abondante, mais elle finit par s'arrêter, et il faut dire d'ailleurs que la scarification avait été bilatérale et très profonde. Schiltz conseille, en cas d'hémorrhagie, de tamponner l'œsophage avec une grosse sonde, et d'administrer des boissons glacées; c'est en effet le seul traitement rationnel qu'on puisse instituer une fois que l'accident s'est déclaré.

Dans un travail récent M. Morell Makenzie a fait le relevé de toutes les observations d'œsophagotomie interne publiées jusqu'à présent: Maisonneuve a fait l'opération trois fois avec un succès et deux morts; Lanelongue a eu un succès; Tillaux, Studsgaard, réussirent chacun une fois, Schiltz a eu un succès et un échec. Czerny opéra un enfant qui mourut d'un phlegmon péri-œsophagien compliqué de diphtérite. L'auteur lui-même opéra avec un succès douteux. Le Dr Roe a eu récemment deux succès, enfin le Dr Elsberg de New-York a également opéré avec succès dans deux cas.

Les observations citées par Morell Mackenzie sont au nombre de 17, parmi ces cas, 11 ont été opérés pour des rétrécissements cicatriciels avec 8 guérisons pour 3 morts; ces chiffres donnent une mortalité de 27,28 0/0. Cependant, si on compte dans la statistique chaque opération isolée, on trouve que l'œsophagotomie interne a été pratiquée six fois sur une même personne, trois fois sur une autre et trois fois sur une troisième, ce qui élève le chiffre total à 19, donnant une mortalité de 15,7 0/0 seulement.

Les cas de mort sont l'un de Maisonneuve, le second de Schiltz et le troisième de Czerny. Dans le cas de Maisonneuve la mort ne peut-être attribuée avec une entière certitude à l'opération, car on n'a trouvé à l'autopsie qu'une péritonite sans aucune relation saisissable avec la plaie de l'œsophage; cependant le cas reste douteux parce que les accidents ont immédiatement suivi l'opération. La mort peut être directement imputée à l'opération dans les cas de Schiltz et de Czerny; pourtant, dans ce dernier cas, la diphtérite pourrait avoir été la cause première de l'issue fatale.

Mackenzie juge assez sévèrement l'œsophagotomie interne au point de vue de sa valeur réelle; il pense que la mortalité est bien plus grande que ne l'indiquent les chiffres cités plus haut, car il faudrait faire rentrer dans la statistique les insuccès à échéance lointaine. A l'appui de ce dire, Mackenzie cite le cas de son propre opéré: son malade ne mourut que trois mois après l'opération, mais les symptômes pulmonaires auxquels il a succombé se sont déclarés immédiatement après la scarification, et la mort peut donc être imputée à cette dernière.

D'après le chirurgien de Londres les résultats de l'œsophagotomie interne seraient inférieurs à ceux de l'œsophagotomie et de la gastrostomie. Nous ne contredisons pas cette appréciation ; cependant les cas publiés sont encore bien peu nombreux pour prononcer un jugement définitif, et il nous semble que la possibilité du rétablissement des voies naturelles doit aussi peser pour quelque chose dans la balance.

Comme l'a déjà exprimé M. le Dʳ Duplay l'œsophagotomie interne doit céder le pas à la dilatation, mais elle est indiquée toute les fois que les différentes méthodes de dilatation restent inefficaces. Les indications sont donc fournies par les rétrécissements franchissables, mais trop durs ou trop élastiques pour se laisser dilater, ainsi que par l'impossibilité du cathétérisme ; et, dans tous ces cas, nous pensons qu'il faut recourir à l'œsophagotomie interne avant de songer à établir des voies artificielles.

ŒSOPHAGOTOMIE EXTERNE.

L'œsophagotomie externe est une opération qui a pour
pour but de pratiquer une ouverture dans l'œsophage sur
un point de son trajet à la région cervicale. Cette opération a surtout été pratiquée en vue d'extraire des corps
étrangers, elle a été exécutée pour la première fois, d'a-
près Follin, par Guersault père et Rolland en 1738, mais
Guattani en prescrivit le premier le manuel opératoire.
Pratiquée en vue de remédier à un rétrécissement de l'œsophage l'opération a été exécutée moins souvent, et elle
peut être faite de trois manières différentes : au−dessus du
rétrécissement, sur le rétrécissement même, ou au-dessous
de ce dernier.

Ainsi que l'a établi Follin, l'œsophagotomie pratiquée
au-dessus du rétrécissement a pour but d'en faciliter le
traitement; faite directement sur la stricture, elle a pour
but d'en diviser les parois ; pratiquée au-dessous de la
coarctation, elle a en vue l'établissement d'une ouverture
permanente destinée à l'introduction des aliments ; l'opération est appelée dans ce cas, œsophagostomie.

Nous ne parlerons pas ici du manuel opératoire de l'œ-
saphagotomie externe, car il est décrit mieux que nous ne
saurions le faire dans tous les ouvrages classiques, mais
nous devons examiner quels sont les motifs qui justifient
l'opération, et nous étudierons successivement chacun
des procédés qui en dépendent.

*Œsophagotomie externe pratiquée au−dessus du
rétrécissement.*

Quand un rétrécissement de l'œsophage se montre re-
belle à toutes les tentatives de cathétérisme faites parla
bouche, on n'a pas encore la preuve qu'il soit réellement

infranchissable. Nous avons vu en effet qu'il subsiste souvent un fin canal, mais l'orifice de ce dernier peut être
situé très excentriquement, il peut même être au-dessus de
la partie la plus déclive de la stricture, et les bougies sont
alors arrêtées parce qu'elles ne trouvent pas l'ouverture
du canal.

On conçoit qu'il y ait avantage, en de pareilles circonstances, à ce que le rétrécissement soit rendu accessible a l'œil
du chirurgien, et c'est là le but qu'on cherche à atteindre
en pratiquant l'œsophagotomie externe. Il serait sans
doute préférable d'arriver à ce résultat sans opération
sanglante, aussi a-t-on cherché à voir le rétrécissement
au moyen de l'œsophagoscopie : Waldenburg, et plus récemment Miculicz, ont inventé des œsophagoscopes à
l'aide desquels ils assurent pouvoir inspecter les parois
de l'œsophage, et le premier de ces auteurs prétend avoir
vu quelquefois, au moyen de son instrument, l'orifice de
rétrécissements œsophagiens. Il est évident que si on parvenait à distinguer de cette manière l'ouverture du canal
on pourrait y porter des instruments en contrôlant leur
direction par la vue, et dès lors certains rétrécissements,
aujourd'hui réputés infranchissables, pourraient être trai-
tés par la dilatation. Nous croyons que l'œsophagoscopie
peut avoir un certain avenir, et il vaudrait certainement
la peine d'en faire l'essai dans des cas appropriés, d'autant plus que le procédé n'expose à aucun danger. Cependant, dans l'état actuel des choses, il faut reconnaître que
l'œsophagoscopie exige beaucoup d'exercice, qu'elle ne
paraît pas pouvoir donner des renseignements très précis
quand le rétrécissement est à une certaine profondeur, et
qu'elle ne le rend pas aussi accessible que l'œsophagotomie pratiquée au-dessus de lui. Cette dernière opération
n'offre pas seulement l'avantage de rendre les parties ac-

cessible à l'œil, elle donne la faculté de se servir d'instruments droits, ce qui permet au chirurgien de mieux
diriger les manœuvres, et de percevoir beaucoup plus
finement les sensations transmises à sa main.

Nous sommes naturellement amené, par ce que nous
venons de dire, à parler d'un procédé qui a tout récemment été décrit par M. le professeur Gussenbauer, de
Prague, et que ce chirurgien a appelé *œsophagotomie
combinée*. Braun en 1878 et Kœnig en 1880 ont émis va-
guement l'idée de cette opération, mais nous tenons à
constater que la priorité revient incontestablement à M. le
Dr Terrier, qui en a très nettement formulé la proposition
dans sa thèse inaugurale parue en 1870.

Sans nier absolument l'existence des strictures infranchissables indiquant la gastrostomie, Gussenbauer cherche à démontrer qu'un grand nombre de rétrécissements
profonds et même ceux qui siègent au cardia, peuvent être
opérés de manière à rétablir les fonctions de l'œsophage.
Le nom donné à l'opération indique en quoi elle consiste :
C'est une œsophagotomie externe au-dessus du rétrécissement, suivie d'une œsophagotomie interne.

Gussenbauer a, jusqu'à présent, opéré deux malades
d'après son procédé et nous allons résumer les deux observations, ce qui pourra le mieux donner une idée de la méthode.

Dans le premier cas de Gussenbauer, il s'agissait d'une
femme de 26 ans, qui était atteinte de rétrécissement de
l'œsophage par suite d'ingestion d'acide sulfurique. Dès
l'entrée de la malade à l'hôpital, on put franchir le rétrécissement avec une bougie n° 11, et on parvint, au bout de
quelque temps, à le dilater suffisamment pour pouvoir
renvoyer la malade chez elle.

Cependant le cathétérisme ne fut pas continué, et la

malade revint au bout d'un mois avec un rétrécissement
très étendu. Une bougie n° 11 pénétrait jusqu'à 2 centimètres environ au-dessous du cartilage cricoïde, une
bougie urtihrale n° 6 parvenait jusqu'à l'ouverture supérieure du thorax, et une bougie n° 1 franchissait encore
ce point, mais s'arrêtait à peu près au niveau de la bifurcation de la trachée. Le professeur Gussenbauer se souve-
nait d'un cas observé par Bryk, dans lequel ce chirurgien
pratiqua l'œsophagotomie externe, et réussit, en éclairant
la stricture depuis la plaie du cou, à faire la dilatation.
Déterminé par cet exemple, Gussenbauer se décida pour
l'œsophagotomie externe, espérant atteindre de cette manière le rétrécissement intra-thoracique, et l'inciser de dedans en dehors.

L'opération pratiquée le 24 juin 1881, consista d'abord
en une œsophagotomie externe selon les règles établies
par Guattani. On trouva l'œsophage adhérent aux parties
voisines et ses parois transformées en tissu cicatriciel sur
de grandes étendues. Pour ne pas manquer le canal, déjà
très étroit au niveau du cartilage cricoïde, on introduisit
dans la bouche une fine bougie, et on sectionna la paroi
dans toute son épaisseur. Le chirurgien fit maintenant, à
la partie supérieure de l'œsophage, un débridement de
dedans en dehors, de manière à pouvoir passer une bougie
de grosseur moyenne de bas en haut ; puis il tamponna
l'angle supérieur de la plaie, pour n'être pas gêné dans
les manœuvres à pratiquer sur la partie inférieure de l'œ-
sophage. Après avoir lié l'artère thyroïdienne inférieure,
et récliné le muscle omohyoïdien et le nerf récurrent vers
en bas, on agrandit la plaie de l'œsophage et on chercha
à pratiquer la dilatation, d'abord au moyen d'une bougie,
puis avec la dilatateur uréthral de Thompson.

Ces essais furent infructueux, et, plutôt que d'employer une force trop grande, l'opérateur se décida à inciser. Une tentative d'opérer la section au moyen d'un urtéhrotome échoua, l'instrument ne pouvant pénétrer dans le canal à cause de son étroitesse, et le professeur Gussenbauer s'avisa alors d'un autre procédé. Il introduisit dans le canal une sonde exploratrice d'un millimètre de diamètre, il glissa sur elle une sonde cannelée; puis il retira la première et conduisit dans la rainure de la sonde cannelée un herniotome très étroit.

Il fut alors aisé de pratiquer les débridements, ce qui fut fait à gauche et à droite en tournant le tranchant de la lame un peu obliquement en avant. Immédiatement après l'opération on put introduire jusque dans l'estomac une sonde n° 24.

Le traitement consécutif fut fait selon les règles de la méthode de Lister, il n'y eut qu'une fièvre modérée, qui tomba bientôt et pendant laquelle la température ne dépassa jamais 39°,2. La sonde fut d'abord laissée à demeure, mais, dès le quatrième jour, on l'introduisit temporairement et par la bouche. La plaie de la région cervicale était fermée au bout de 21 jours, et, le 29me, la patiente quitta l'hôpital après avoir appris à se passer une sonde de 12 millimètres de diamètre.

Malgré les recommandations qu'on lui avait faites, la malade négligea de se ¡cathétériser et elle revint au bout de trois mois ; l'œsophage s'était tellement resserré qu'il fallut recourir de nouveau à l'œsophagotomie combinée ; L'opération réussit encore cette fois et la malade rentra chez elle au bout de 54 jours de traitement.

La seconde observation de Gussenbauer est encore plus intéressante que la première, car il s'agissait d'un rétrécissement cicatriciel infranchissable, siégeant au cardia. La malade était une petite fille âgée de 2 ans 1/2 à laquelle on avait donné, au quatorzième jour de sa naissance, une cuillerée à café d'une solution d'acide phénique à 50 0/0.

Depuis cette époque la petite malade avait toujours eu de la dysphagie et quand on la fit entrer à l'hôpital, il y avait trois jours qu'elle n'avait pu avaler quoi que ce soit, fut-ce même de l'eau. Une bougie élastique de 3 millimètres de diamètre s'arrêtait à 1 centimètre au-dessus du cartilage cricoïde, une bougie de 2 millimètres de diamètre put pénétrer jusqu'au niveau de l'ouverture supérieure du thorax, une bougie n° 1 pénétra jusqu'au cardia, mais ne put le franchir. Le professeur Gussenbauer considérait la gastrostomie comme indiquée dans ce cas, il en fit la proposition au père de l'enfant qui refusa obstinément, mais consentit à ce qu'on fit l'œsophagotomie combinée, parce que cette opération permettait d'espérer le rétablissement de la perméabilité de l'œsophage.

Gussenhauer pensa que, chez un enfant de cet âge, le cardia devrait se trouver à 10 ou 12 centimètres seulement de l'angle inférieur de la plaie du cou, il regarda donc le succès comme possible et il se décida à pratiquer immédiatement l'opération.

L'enfant fut endormie, et on fit l'œsophagotomie externe aussi bas que possible, en liant l'artère thyroïdienne inférieure et en réclinant en bas le nerf récurrent. Après l'incision de l'œsophage, le chirurgien essaya d'introduire dans le canal une sonde exploratrice d'un millimètre de diamètre ; au bout d'un trajet de 8 centimétres cet instrument pénétra dans une cavité qu'on prit d'abord pour l'estomac, mais un examen attentif permit de reconnaître qu'il s'agissait d'un diverticule. En effet, en suivant la paroi antérieure de l'œsophage, on pénétra de nouveau dans un étroit canal, qu'on ne réussit pas à franchir. On essaya alors de faire passer une petite sonde métallique d'un tiers de millimètre de diamètre, et cette dernière pénétra jusque dans l'estomac.

Laissant en place ce fin conducteur, Gussenbauer introduisit à côté de lui trois autres instruments pareils; il parvint ensuite à pénétrer avec une sonde exploratrice ordinaire, puis avec une sonde cannelée. Une fois ce résultat obtenu, il fut possible d'introduire un herniotome et on pratiqua deux incisions latérales, en tournant la lame un peu obliquement en avant.

L'opérateur put faire ces incisions avec une grande sûreté; leur profondeur était de 2 millimètres au plus, leur longueur ne dépassait pas 6 millimètres. Pas d'hémorrhagie. Immédiatement après l'opération, introduction d'une sonde n° 12 par laquelle on fit pénétrer des liquides nutritifs dans l'estomac. La plaie fut traitée d'après la méthode antiseptique; il n'y eut, pour ainsi dire, pas de fièvre, et la température la plus élevée fut de 38°6.

Le troisième jour on put introduire une sonde n° 16; après la première semaine on fit le cathétérisme par la bouche, mais en laissant à demeure dans la plaie une sonde de plus en plus grosse. Trente-cinq jours après l'opération la plaie du cou était fermée et le trente-huitième jour la malade quitta l'hôpital; on pouvait facilement, à ce moment, introduire jusque dans l'estomac une sonde n° 30.

Le père de l'enfant a appris à lui passer des sondes et il le fait régulièrement, en espaçant de plus en plus les les séances de cathétérisme ; actuellement, c'est-à-dire un an après l'opération, on n'introduit la sonde qu'une fois

par semaine; la petite fille a pris très bonne mine et peut
avaler des aliments de toute consistance.

Les deux observations que nous venons de résumer dé-
montrent la grande importance que peut avoir l'œsophagotomie externe faite au-dessus du rétrécissement. Gussenbauer est persuadé qu'au moyen d'instruments d'une
longueur appropriée, on pourrait inciser, même chez
l'adulte, des rétrécissements siégeant au cardia. L'avenir
montrera si un pareil résultat peut être obtenu et si l'opération est praticable dans tous les cas ou du moins dans
la majorité d'entre eux ; il s'agit de savoir, pour élucider
cette question, s'il existe des oblitérations complètes, sans
vestige de canal, et dans quelle proportion. Dans le cas
d'une de ces coarctations absolues, on aurait le désagré-
ment, après avoir fait l'œsophagotomie combinée, de devoir recourir séance tenante à la gastrostomie et de faire
ainsi deux opérations graves au lieu d'une. Nous espérons
que l'expérience démontrera qu'on peut compter avec
quelque certitude sur l'existence d'un canal, et l'on pourra
alors recourir à l'œsophagotomie combinée avec plus de
confiance.

Les dangers de l'œsophagotomie externe sont considérables, car on opère dans une région délicate; la statistique de cette opération, faite en vue de traiter les rétrécissements, est encore trop pauvre pour qu'on puisse en com-
parer les résultats avec ceux de la gastrostomie. La
tendance actuelle était d'étendre les indications de cette
dernière opération; nous sommes enclins à croire qu'elles
doivent être restreintes dès à présent au profit de l'œso-
phatomie externe, combinée soit à la dilatation, soit à
l'œsophagotomie interne. En présence de rétrécissements
cicatriciels de l'œsophage, on doit, en effet, chercher à

rétablir les voies normales, fût-ce même au prix de difficultés opératoires et de dangers un peu plus grands, et
nous partageons, en conséquence l'opinion déjà émise par
Follin, qui mettait l'œsophagotomie externe au premier
rang dans les indications créées par les coarctations infranchissables.

ŒSOPHAGOTOMIE EXTERNE PRATIQUÉE SUR LE RÉTRÉCISSEMENT.

Nous avons dit que l'œsophagotomie externe a aussi
été pratiquée en vue de sectionner, dans toute leur épaisseur, les parois du rétrécissement. Cette opération, exécutée pour la première fois par Watson, peut être comparée
à l'uréthrotomie externe. Les indications ne s'étendent
qu'à un petit nombre de cas, car la section des parois de
l'œsophage de dehors en dedans n'est possible qu'à la région cervicale, et elle ne nous paraît applicable qu'à des
rétrécissements peu étendus. Si on se trouve en présence
d'une coarctation occupant le canal alimentaire sur une
assez grande longueur, l'œsophagotomie combinée paraît
en effet préférable, et nous croyons que c'est à elle qu'il y
aura lieu de recourir dans la plupart des cas. La section
des parois ne peut se faire que sur conducteur; or, si le
rétrécissement est franchissable, la dilatation, ou, à son
défaut, l'œsophagotomie interne, seront plutôt indiquées;
si le rétrécissement est infranchissable, on ne pourra exécuter la section qu'en s'aidant de l'œsophagotomie externe, pratiquée au-dessus de la stricture.

Œsophagotomie externe pratiquée au-dessous du rétrécissenent ou œsophagostomie.

Cette opération a pour but d'ouvrir une voie nouvelle aux aliments dans les cas ou l'obstacle n'a cédé à aucun des autres moyens de traitement ; il s'agit donc d'établir une bouche artificielle, d'où le nom d'*œsophagostomie*.

D'après Mackenzie, l'idée de cette opération est due à Stoffel, mais elle fut pratiquée pour la première fois par un chirurgien dont le nom est resté inconnu ; une courte mention a été faite de ce cas par Tarenget en 1786.

Le manuel opératoire ne présente aucune particularité que nous dussions mentionner ; mais nous remarquerons cependant qu'on rencontre beaucoup d'observations où on nsiste sur l'impossibilité fréquente de suturer les bords de l'incision faite à la muqueuse œsophagienne à ceux de la plaio cutanée. Beaucoup de chirurgiens ont trouvé les parois de l'œsophage si rigides, si inextensibles et si adhérentes aux parties voisines qu'ils ne purent attirer les bords de la muqueuse jusqu'au niveau de la peau ; on a dû renoncer, dans ces cas, à faire la suture et on s'est contenté d'empêcher la fistule œsophagienne de se fermer en y introduisant des sondes.

L'œsophagostomie ne peut être pratiquée que pour des rétrécissements siégeant à la région cervicale, et dont la limite inférieure ne dépasse pas un point situé à 3 ou 4 centimètres au-dessus de l'ouverture du thorax. Dans le cas où une coarctation s'étendrait aussi loin vers le bas, l'opération ne pourrait même être faite qu'en suivant le procédé d'Eckhold, qui consiste à atteindre l'œsophage en pénétrant par l'espace triangulaire compris entre la clavicule et les deux faisceaux du muscle sterno-cléïdo-mastoïdien.

On voit, par ce qui précède, que l'œsophagostomie n'est possible que dans un petit nombre de cas ; mais elle présente en outre un inconvénient grave, c'est qu'en l'entreprenant, on ignore s'il n'y a pas un second rétrécissement plus profond, et peut-être aussi infranchissable que le premier.

Morell Mackenzie mentionne cinq cas dans lesquels l'œsophagostomie a été faite pour des rétrécissements cicatriciels ; ce sont les cas de Horsey, de Bryk, de Nicoladoni, de Zencker et de Studsgaard.

La survie a été en moyenne de 7 semaines, mais trois des malades étaient des enfants chez lesquels la survie ne fut en moyenne que de 2 1[2 jours. La mort a été causée tantôt par l'œdème de la glotte, tantôt par le choc nerveux, dans un cas enfin la plaie devint septique et il y eut une hémorrhagie par suite de l'arrosion de la veine jugulaire interne. Les résultats obtenus jusqu'à présent sont, on le voit, loin d'être brillants, et on se demande, en présence de tous ces faits, quelles doivent être les indications de l'œsophagostomie.

Il est à remarquer d'abord, à cet égard, que les difficultés opératoires sont très sérieuses ; puis qu'on ne peut jamais être certain de réussir à pratiquer l'ouverture au-dessous du rétrécissement, et que la présence d'une stricture profonde rend illusoires tous les avantages qu'on espérait retirer de l'œsophagostomie. Quand on pratique cette opération, on devrait toujours essayer de faire la dilatation de bas en haut ; on pourrait peut-être y réussir quelquefois, mais en somme l'opération est essentiellement palliative ; aussi croyons-nous qu'elle doit s'adresser plutôt aux strictures cancéreuses qu'aux rétrécissements cicatriciels. L'œsophagotomie combinée nous paraît devoir être préférée dans ces derniers cas, et, si le rétrécissement était complètement infranchissable, la gastrostomie serait peut-être plutôt indiquée que l'œsophagostomie, car, sans inconvénients beaucoup plus considérables, on aurait une certitude bien plus grande de rendre possible l'alimentation du malade.

GASTROSTOMIE

Comme son nom l'indique, cette opération a pour but d'établir une ouverture permanente dans les parois de l'estomac, de faire une bouche stomacale.

La gastrostomie a été proposée et décrite pour la première fois en 1837 par Egebert, chirurgien norvégien, elle a été exécutée en premier lieu par Sédillot le 13 novembre 1849. Depuis Sédillot la gastrostomie a été pratiquée un assez grand nombre de fois, et elle a passé par différentes phases jusqu'à son développement actuel. Nous ne ferons pas ici tout l'historique de cette opération, les limites de ce travail ne le permettraient pas, et ce serait d'ailleurs une œuvre que l'excellent traité de M. le Dr Petit et quelques autres ouvrages récents, ont rendue tout à fait inutile. Nous ne croyons pas davantage qu'il soit à propos de faire une description complète du manuel opératoire, et nous nous bornerons à présenter quelques réflexions sur les procédés les plus récents.

L'incision des parois abdominales a été modifiée de différentes manières, Sédillot recommandait de faire une incision en croix, dont la branche verticale correspondait au bord externe du muscle grand droit. Cette incision a été abandonnée pour celle qui a été indiquée par M. Ch. Labbé. On pratique cette incision à 1 centimètre en dedans des fausses côtes gauches et parallèlement à ces dernières, sa longueur est de 4 centimètres et son extrémité inférieure aboutit à une ligne transversale passant par les cartillages des neuvièmes côtes. Cette incision a été exécutée d'abord par M. L. Labbé, dans un cas de gastrostomie pour corps étranger; M. le professeur Verneuil la pratiqua plus tard dans un cas de gastrostomie pour rétrécissement cicatriciel de l'œsophage, et sa supérioté nous paraît complètement établie.

Morell Mackenzie préconise l'incision proposée par Howse, cette dernière est aussi parallèle au rebord des fausses côtes gauches, mais elle est prolongée de manière à dépasser un peu le bord externe du muscle grand droit. Dans la suite de l'opération on divise ce muscle dans le sens de ses fibres, et on attire la paroi de l'estomac dans cette boutonnière. Mackenzie assure que ces fibres musculaires agissent plus tard comme sphincter, et qu'on arrive ainsi à prévenir tout suintement par la fistule. Nous croyons l'incision de M. Labbé et de M. Verneuil préférable, car elle permet le plus sûrement de tomber sur le grand cul-de-sac de l'estomac, condition qui nous paraît essentielle.

Pour ce qui est du suintement de liquides par la fistule, Alsberg assure, dans un travail récent, qu'il suffit pour l'éviter de faire l'ouverture des parois très petite, cette pratique a du reste été suivie déjà par Howse, qui commence par faire une ouverture capable d'admettre une sonde n° 6, ouverture qu'il dilate ensuite jusqu'à ce qu'elle livre passage à une sonde n° 32. Dans certains cas de petites quantités du contenu de l'estomac sont expulsées par la fistule en dépit de ces précautions ; cet inconvénient se produit assez facilement à la suite du vomissement ou de la toux, mais on possède des obturateurs qui permettent de le supprimer entièrement.

La suture des parois stomacales au pourtour de la plaie cutanée a aussi été pratiquée de différentes manières, M. le professeur Verueuil a fait, dans le cas qui lui a valu un si beau succès, une seule rangée de sutures métalliques, Howse fait une double rangée de sutures, une externe à la soie phéniquée, dont on lie les fils sur des bouts de sonde, et une interne qui ne diffère pas des sutures ordinaires. Ces procédés de suture peuvent donner l'un et l'autre de bons résultats, le point important est que la coaptation soit parfaite sur toute la ligne de réunion.

On a beaucoup débattu la question de savoir à quel moment il convient d'ouvrir les parois de l'estomac. Tous les chirurgiens admettent aujourd'hui qu'on peut les inciser immédiatement après la suture ; il y aurait plus de sécurité à pouvoir remettre de quelques jours ce temps de l'opération, mais quand les malades sont très affaiblis il importe de pouvoir les nourrir le plus tôt possible.

L'expérience a montré que, poussée trop loin, la temporisation pouvait avoir de funestes conséquences, et, dans deux cas où l'ouverture n'avait pas été faite séance tenante, les malades moururent d'inanition peu après l'opération.

M. Verneuil estime que l'ouverture de l'estomac peut et doit être faite immédiatement: Howse ne la fait que le cinquième ou sixième jour, d'autres chirurgiens enfin attendent jusqu'à huit et même quinze jours.

Nous croyons que la conduite à tenir diffère selon chaque cas particulier, mais une période de quinze jours nous paraît en tout cas exagérée, car Jones a observé chez un de ses opérés, que l'adhérence au pourtour de la plaie était déjà complète au bout de trente-six heures.

L'ouverture de l'estomac a été suivie dans plusieurs cas d'une hémorrhagie assez abondante, on n'a jamais eu beaucoup de peine, jusqu'à présent à la maitriser, cependant nous croyons qu'il pourrait y avoir avantage à suivre l'exemple du professeur Albert, de Vienne, qui pratique l'ouverture au moyen du thermo-cautère.

Depuis quelques années la gastrostomie a fait l'objet d'études importantes, et la statistique de cette opération est très complète grâce aux travaux de Petit, de Maydl, d'Alsberg et de Morell Mackenzie.

Dans la récente publication d'Alsberg il est fait mention de 107 observations de gastrostomie, parmi lesquelles nous avons trouvé 21 cas où l'opération avait été faite pour des rétrécissements cicatriciels. Sur ces 21 cas il y a eu 10 succès opératoires, dont 6 guérisons définitives et 4 morts plusieurs mois après l'opération. Les cas de morts imputables à l'opération en elle-même sont au nombre de 11, ce qui donne une mortalité de 52, 38 0/0 ; la survie dans ces derniers cas a été au maximum de 28 jours.

Les résultats de la gastrostomie sont devenus bien meilleurs qu'ils n'étaient depuis les perfectionnements apportés au manuel opératoire, et l'on peut dire avec certitude que cette opération est en progrés. Mackenzie la met au-dessus de toutes les opérations qui se pratiquent dans les cas de rétrécissement de l'œsophage, et nous partageons son avis pour ce qui regarde les strictures cancéreuses. Dans le traitement des rétrécissements cicatriciels nous sommes d'une opinion différente, nous ne saurions nous décider à pratiquer la gastrostomie dès qu'un de ces rétrécissements devient infranchissable, et nous croyons que, dans ces cas, il faut chercher par tous les moyens possibles à rétablir un état de choses plus ou moins normal.

Les opérations qui permettent le rétablissement des fonctions de l'œsophage ne peuvent être jugées, au point de vue de leur gravité, aussi exactement que la gastrostomie, car leurs statistiques sont encore trop pauvres. Ces différentes opérations ne peuvent donc pas encore être comparées au point de vue de leur valeur et nous croyons qu'il est prématuré de dire que l'œsophagotomie externe est plus dangereuse et donne nécessairement de moins bons résultets que la gastrostomie.

Morell Mackenzie déclare qu'on ne connait aucun cas où on ait pu rétablir la perméabilité du canal alimentaire par des méthodes combinées avec l'œsophagotomie externe, ce chirurgien n'a pas tenu compte du cas de Bryk et la publication de Gussenbauer est postérieure à son travail.

Nous croyons que les observations de ce dernier opérateur doivent modifier un peu nos appréciations, et en considérant la mortalité encore très élevée de la gastrostomie, en tenant compte de l'infirmité très pénible que constitue la bouche stomacale, nous concluons que, dans le traitement des rétrécissements cicatriciels, la gastrostomie est une ressource ultime, à laquelle il ne faut avoir recours qu'après avoir épuisé toutes les autres moyens curatifs.

CONCLUSIONS.

1). Dans le traitement des rétrécissements cicatriciels de
l'œsophage il faut recourir à tous les moyens capables d'a-
mener le rétablissement des fonctions de cet organe.

2). La dilatation est le traitement le plus efficace et le
plus sûr quand il s'agit de rétrécissements franchissables.
La dilatation temporaire et progressive, d'après la méthode de Bouchard, vient au premier rang. La dilatation
immédiate et progressive d'après MM. Lefort et Jouin peut
être employée en agissant avec la prudence nécessaire.

La valeur de ce procédé ne peut encore être exactement
appréciée, il pourra rendre de grands services dans les cas
où il est nécessaire de nourrir le malade le plus tôt possible.

3). La cautérisation doit être rejetée; par contre on peut
essayer l'électrolyse, mais des expériences plus nombreuses sont nécessaires pour qu'on puisse l'apprécier à sa
juste valeur.

4). L'œsophagotomie interne, d'arrière en avant, doit
être pratiquée quand le rétrécissement ne cède pas aux
procédés de dilatation simple, ou quand il importe d'obtenir rapidement un passage pour les aliments. L'œso·
phagotome de Trélat est celui auquel nous donnons la préférence.

5). Quand le cathétérisme par la bouche est impossible il

faut recourir à l'œsophagotomie externe, combiné à la dilatation où à la scarification, mais des expériences plus nombreuses peuvent seules permettre de juger ce procédé d'une manière définitive.

6). La section complète de parois du rétrécissement et l'œsophagostomie ne sont indiquées que dans des cas très rares, la dernière de ces opérations nous paraît même devoir être moins avantageuse que la gastrostomie.

7). La gastrostomie ne doit être faite que si toutes les autres ressources ont échoué; avant de la pratiquer il faut toujours avoir recours à l'œsophagotomie combinée.

INDEX BIBLIOGRAPHIQUE.

DU RÉTRÉCISSEMENT DE L'ŒSOPHAGE EN GÉNÉRAL.

Mondière. — Arch. gén. de méd. 1re série, t. XXIV, p. 547. 1831,

Velpeau. — Dictionnaire de méd. ou répertoire gén. des sciences méd. 1840.

Watson. — A mer. journ. of the med. sciences, 1844, 2e série. t. VIII.

Sédillot. — Médecine opératoire, 4e édition.

Follin. — Du rétrécis. de l'œsoph. Thèse d'agrégation. Paris, 1853.

Behier. — Confér. de clinique médic. Paris, 1864, p. 51 et suiv.

Rousselot-Beaulieu. — Thèse de Paris, 1864.

Mansnière. — Thèse de Paris, 1865.

Follin et **Duplay.** — Traité de pathol. ext., t. V.

Gallard. — Leçon clinique. Union médic. 1869.

Gandais. — Rétréciss. cicat. et cancér. de l'œsoph. Thèse de Paris, 1869.

West. — Dublin. Quaterly journ., février 18 9.

Gaujot et **Spillmann.** — Arsenal de la chirurg. contemp. Paris, 1867-72.

Ferrié. — Etude sur le rétréciss. cicat. et fibr. de l'œsoph. Thèse de Paris, 1874.

Hamburger. — Sur l'auscult. de l'œsoph. voir Gaz. hebdom. 1870 8 avril.

Braun. — Dans Czerny. Beiträge zùr operat. chirurg. Stuttgard, 1878.

Kœnig. — Deùtsche chirurg. v. Billroth ù. Lücke 35 Lieferung. 1880.

Gross. — A system of. surgery, 1882.

CAUTÉRISATION, DILATATION.

Trousseau. — Du cathétér. dans le trait. de la dysphagie, etc.; Compte-rendu de l'Acad. de méd. séance du 2 mars 1877; Gaz. méd. de Paris, 1847, p. 193.

Gendron. — Sur les rétréciss. de l'œsoph. et leur trait., etc., Gaz. méd. de Paris, 1847, p. 197.

Sédillot. — Lettre sur la valeur de la dilat., etc. Gaz. médic. de Paris, 1847, p. 261.

Fletcher. — Med. chirurg notes and illustrat. part. I, n. 26 et suivants.

Lesbini. — De la dilat. temporaire et progress. Thèse de Paris, 1873.

Richardson. — New-York medic. journ., 1874, t. XX.

Chassagny. — Du cathétérisme œsophag. Bulletin soc. chir. Paris, 1877, p. 287.

Jouin. — De la dilat. imméd. et progress. Thèse de Paris, 1883.

Boeckel. — De l'électrolyse dans les rétréciss. cicat. de l'œsoph. Gaz méd. Strasbourg, 1883, p. 13.

ŒSOPHAGATOMIE INTERNE.

Maisonneuve. — Clinique de chirurg. 1864, t. II, p. 409.

Lanelongue. — Mém. Soc. chirurg. 1868, t. VI, p. 547.

Dolbeau. — Gaz. hebdom. 15 avril, 1870, p. 237 et Bulletin soc. chir. 1870, p. 103.

Trélat. — Gaz. hebdom. 1870, p. 152 et Bulletin de thérap., 30 mars 1870. Bullet. soc. chir. 1870, p. 79. Bullet. acad. méd. Paris, 1870, t. XXXV, p. 241.

Duplay. — De l'œsophagotomie. Arch. gén. de méd. 1871, vol. I, p. 193.

Schiltz. — Correspondenzbl d. ärztl. Vereine. v. Rheinld, ù Westph, 1877, n. 19, et Berlin. Klin. Wochenschr. 1882 n. 50 et 51.

Roe. — New-York med. record. 11 novembre 1832, vol. XXII. n. 20.

Morell-Mackenzie. — Amer. journ. for. médic. sciences, 1883, p. 420-438.

ŒSOPHAGOTOMIE EXTERNE.

Terrier. — Thèse de Paris, 1870.

Duplay. — Ouvr. cité.

Jacobi. — New-York médic. journ. 1874, t. XX, p. 142.

Bidau. — De l'œsophagot. ext. Bordeaux, 1881.

Holmes. — Médic. times and Gaz. 1882, vol. II, p. 117.

Reeves. — Trans. clin. soc. vol. XV, 1882.

Morell-Mackenzie. — Ouvr. cité.

ŒSOPHAGOTOMIE COMBINÉE.

Billroth. — (Sur l'excision des cicatrices œsophag.) Arch. de Langenbeck, 1871, p. 65.

Bryk. — Wiener med. Wochenschr. 1877, n. 40 et suiv.

Gussenbaùer. — Ueber combinirte œsophagotomie, Ztschr. f. Heilk. 1883 IV Bd. heft, p. 33.

Waldenburg. — Œsophagoscopie, Berlin, Klin. Wochenschr, 1870, p. 579.

Miculicz. — Ueb. Gastroscopie ù œsophagoscopie, Berlin Klin. Wochensch, 1882, p. 187.

GASTROSTOMIE.

L.-H. Petit. — Traité de la gastrostomié. Paris, 1879.
— Revue des sciences médic., t. XVI, p. 746, 1880.

C. Maydl. — Ueb. Gastrostomie. Wien. med. Blätter, 1882, n. 15-24.

Morell-Mackenzie. — Ouvr. cité.

A. Alsberg. — Ein Fall von gastrostomie. Arch. de Langenbeck, 1883, Bd. 28. Heft. IV. p. 750.

Paris.— A. PARENT, imp. de la Fac. de Médecine, A. DAVY, Successeur,
52, rue Madame et rue Monsieur-le-Prince, 14.